AF496155

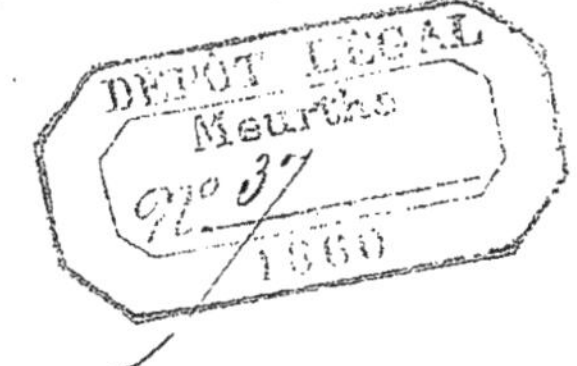

MALADIES

DES

TAILLEURS DE CRISTAL ET DE VERRE ;

MONOGRAPHIE

D'UNE

INGIVITE NON DÉCRITE;

RECHERCHES

SUR UNE

CAUSE NON CONNUE DE LA PHTHISIE PULMONAIRE,

Par **PUTEGNAT** (de Lunéville),

Docteur en médecine et en chirurgie de la Faculté de Paris ;
ancien chef de clinique médicale ;
Membre honoraire de la Société des sciences médicales de Bruxelles, non résidant de celle de Dijon ;
Correspondant de l'Académie impériale de médecine de Paris et de celle royale de Turin ;
des Sociétés de médecine de Bordeaux, Bruges, Caen, Dresde, Gand, Lyon, Marseille, Metz,
Paris, Strasbourg et Toulouse ;
de l'Académie des sciences, lettres et arts de Nancy et de la Société d'émulation des Vosges ;
Lauréat dans plusieurs concours.

> Ex veritate quid aliquid sperandum, nisi veritas ? (BAGLIVUS, Opera omnia, 1751 ; Præfatio, p. 20.)
>
> Nihil est tàm arduum humanæ sedulitati, quàm investigatio causæ illius primopinæ et proximæ, quæ singulos morbos in actum provocat et homines immediate lædit. (BAGLIVUS, l. c., p. 204.)

PARIS

BAILLIÈRE

LIBRAIRE DE L'ACADÉMIE IMPÉRIALE DE MÉDECINE
19, rue Hautefeuille.

Londres	**New-York**
HIPP. BAILLIÈRE, 219, REGENT-STREET,	BAILLIÈRE BROTHERS, 440, BROADWAY ;

MADRID, C. BAILLY-BAILLIÈRE, CALLE DEL PRINCIPE, 11.

1860

Saint-Nicolas (Meurthe), imp. de P. Trenel.

AVANT-PROPOS.

Quia sanitas et vita hominis tam magnifica, pretiosa et optabilis est; medicus in hoc negotio nihil sine solida ratione agere vel moliri debet. (J. HOFFMANN, Opera omnia, Genevæ, 1740; t. I, p. 13, § IV.)

Cet ouvrage, fruit de recherches longues et minutieuses, dans lequel sont traités des points nouveaux d'Hygiène, de Séméiotique et de Pathologie et qui a du mérite, puisque l'Académie impériale de médecine de Paris (1) l'a jugé digne de voir le jour, dans le Recueil de ses Mémoires; cet ouvrage, dis-je, a failli être perdu pour son auteur, pour la science et l'humanité.

La manufacture, dans les ateliers de laquelle j'ai recueilli, comme médecin consultant, les matériaux de ce travail, ayant compris, par ma demande, à son médecin abonné, de plusieurs renseignements, que je m'occupais de la rédaction d'un mémoire sur l'hygiène et la pathologie de la classe la plus nombreuse et la plus maladive de ses ouvriers; tout en me refusant ces renseignements, m'a prié, avec instance, non-seulement de lui communiquer les résultats de mes recherches (ce que j'ai fait avec plaisir) (2), mais encore de ne point les publier.

Quoique nullement ébranlé par ses motifs (ayant la conviction que, même au péril de sa clientèle; je veux dire : même à son détriment pécuniaire, le praticien se doit, avant tout, à sa réputation, son bien le plus cher et à l'humanité); cependant, pour la pleine tranquillité de ma conscience, j'ai adressé les questions suivantes à deux juges irrécusables : l'Académie impériale de médecine de Paris et la Société des sciences médicales et naturelles de Bruxelles.

1° *Un praticien a-t-il le droit, malgré l'article* 378 *du Code pénal, de faire connaître une forme, non décrite, d'une maladie et une cause, non encore connue, d'une autre affection, qu'il a rencontrées et consciencieusement étudiées dans certains ateliers d'une manufacture?*

2° *Le praticien est-il tenu, pour ne blesser aucunement la délicatesse et les convenances, de ne point publier ses recherches scienti-*

---

(1) Séance du 11 octobre 1859.

(2) *Non decet medicum esse mercenarium, sed nobilem, ut ejus liberalitatem et promptitudinem studiorum, officiorum que, ægri experiantur.* (L. Riverius. Medicus officiosus, cap. 1, articulus VIII, § V.)

fiques, dans lesquelles seraient forcément désignés les ateliers et la manufacture où il les a faites?

Chargé d'examiner ces questions, M. Devergie a lu, dans la séance du 24 mai 1859, à l'Académie de médecine de Paris, le rapport suivant, qui a été adopté:

« Considérant que l'article 378 du Code pénal est ainsi conçu, etc.;

» Considérant que le médecin qui est appelé à donner des soins » dans une manufacture, où il reconnaît une maladie non encore » décrite, qui amène la mort ou compromet l'existence des ouvriers, » et qui constate une cause non encore connue de maladie, n'est » pas dépositaire d'un secret qui lui a été confié et ne rentre pas dans » la catégorie des médecins spécifiés dans l'article 378 du Code pénal;

» Que, s'il en était autrement, ce serait fermer une porte à la » science et à l'étude de l'hygiène publique et privée;

» Que ce serait enlever à une catégorie d'ouvriers les bénéfices » d'une découverte qui peut les mettre à l'abri des maladies con- » tractées dans leur état;

» J'ai l'honneur de proposer à l'Académie de répondre à M. Pu- » tegnat que non-seulement il peut communiquer à l'Académie ou » publier dans un journal scientifique le résultat de ses observations, » mais encore que c'est pour lui un devoir de le faire, dans l'intérêt » de la science et de l'humanité. »

Dans la séance du 9 juin suivant, la Société des sciences médicales et naturelles de Bruxelles a émis, à l'unanimité, pareille opinion et m'a exprimé, dans une lettre, « son vif désir de me » voir choisir la voie du journal qu'elle dirige, pour faire connaître, » au monde savant, les résultats de mes intéressantes et utiles » recherches. »

J'ai donc fait usage de mon droit, en adressant ce Mémoire à l'Académie de médecine de Paris, qui l'a honorablement accueilli; et j'ai rempli un devoir, en le laissant publier par deux illustres Compagnies.

L'autorité de l'Académie de médecine de Paris donnant plus de poids à la mienne, les cristalleries, et spécialement celle qui connaît, depuis longtemps, les résultats de mes recherches, s'empresseront d'introduire, dans leurs ateliers, les conditions hygiéniques que je conseille.

L'amélioration de la santé de leurs tailleurs dédommagera ces manufactures de quelques sacrifices pécuniaires et sera la plus belle récompense de l'auteur de ce travail, inspiré par ces maximes : *Medicinæ ope licet præsentem sanitatem tueri, et amissam recuperare* (GALENUS, *De sanitate tuenda, liber v*); Le bien des hommes, en quelque temps qu'il arrive, est l'unique but où doit tendre tout médecin (RAMAZZINI, *Essai sur les maladies des artisans; Introduction, sect. III*).

PUTEGNAT.

MALADIES

DES

TAILLEURS DE CRISTAL ET DE VERRE.

Ex veritate quid aliquid sperandum, nisi veritas?
(BAGLIVUS, *Opera omnia*, 1751; *Præfatio*, p. 20.)
Nihil est tam arduum humanæ sedulitati, quàm investigatio causæ illius primopinæ et proximæ, quæ singulos morbos in actum provocat, et homines immediate lædit.
(BAGLIVUS, *l. c.*, p. 204.)

Si le savoir et l'expérience des autres sont d'une grande utilité au praticien, si Rhazès préférait un médecin qui n'a pas vu de malades à celui qui ignore ce qu'on a dit et écrit; que de fois, cependant, n'y a-t-il pas du plus et du moins qu'il faut savoir retrancher ou ajouter, de soi-même, à la science!

« L'érudition, le savoir et l'expérience, dit Zimmermann (*Traité de l'Expérience*, l. 11, ch. V), ne seraient d'aucun avantage, dans certains cas, qui » ne sont pas si rares, sans cette pénétration et ce génie qui font seuls l'habile » homme. »

De ce qui précède, l'on peut déduire les vérités suivantes : l'érudition, sans l'expérience, ne suffit point; la pratique aveugle a l'inconvénient d'être dangereuse; le médecin doit savoir étudier les livres et les hommes, s'il veut mériter la considération et se rendre utile (*utilate hominum, nil debet esse homini antiquius*).

C'est donc guidé par ses maximes, auxquelles je dois de beaux succès dans la presse médicale et dans des nombreux concours, que je viens appeler l'attention des médecins sur une maladie des gencives, nom encore décrite, que je sache; spéciale et particulière à certains ouvriers, et sur la cause de la fréquence relative de la phthisie pulmonaire parmi ces artisans.

Puisse ce travail, fruit de longues et consciencieuses observations, être quelque peu profitable à cette classe d'ouvriers, et mon but sera atteint! Socrate n'a-t-il pas dit : « Être utile à la société, c'est offrir à la Divinité le plus bel ouvrage! »

Tous les arts, qui ne le sait, sont fatalement une source de maux, plus ou moins nombreux et graves, pour ceux qui les exercent : *Omnibus œrumnis affecti, denique vivunt* (Lucret., lib. III, vers. 50). Aussi n'est-il point étonnant que beaucoup de praticiens, placés dans une position favorable et utilisant leur expérience, basée sur l'observation des faits, se soient occupés des maladies propres à chaque profession, des moyens de les prévenir et de ceux de diminuer leurs effets ou de les détruire!

Que d'ouvrages, de monographies et d'articles n'ont pas été publiés sur les maladies des artisans ! Et, cependant, quels sont ceux qui traitent spécialement de celles des tailleurs de cristal et de verre ! Quels sont ceux qui parlent de l'espèce de gengivite que présentent les tailleurs de Baccarat, et de la cause de la fréquence relative de la phthisie, que j'ai reconnue parmi ces ouvriers !

Entre les observateurs qui ont écrit sur les maladies des artisans, nous citerons seulement : Hippocrate, Galien, Aétius, Van Helmont, Fernel, Diemerbroeck, Baillou, Morgagni. A ces noms, nous ajouterons celui de Ramazzini ; celui de Hecquet, dont l'ouvrage intitulé : *La médecine, la chirurgie et la pharmacie des pauvres*, mis au jour en 1740, par Lacheric, est un extrait, tout pur, du livre du médecin de Padoue ; ceux des auteurs du *Dictionnaire de santé*, publié en 1760, lequel est simplement la copie de l'ouvrage de Hecquet ; celui de Nicolas Stragge, dont la *Dissertation*, parue à Upsal en 1764, n'est qu'un résumé très-précis et dans le même ordre du livre de Ramazzini ; ceux encore des auteurs du *Dictionnaire de médecine*, imprimé à Paris en 1772, lequel est une reproduction du *Dictionnaire de santé ;* enfin, celui de Buchan, dont la *Médecine domestique*, traduite par Duplanil, en 1775, a résumé en trois articles l'*Essai* de Ramazzini.

A ces auteurs, nous pourrions en ajouter d'autres même modernes ; mais leurs ouvrages, hormis peut-être ceux qui traitent des maladies produites par l'intoxication du plomb, ne pouvant point être utiles pour notre travail, nous les passerons sous silence.

Si de nombreux et habiles observateurs ont écrit sur les maladies des artisans, comme nous venons de le prouver, combien plus nombreux sont ceux parmi lesquels nous figurons (1), qui se sont occupés de l'étiologie des tubercules pulmonaires ! Nul, parmi eux, cependant, n'a signalé certaines causes, que nous avons rencontrées ; nul, non plus, n'a reconnu, décrit et indiqué, au nombre de ces causes, la gengivite spéciale et particulière aux ouvriers des tailleries de la cristallerie de Baccarat.

Ces préliminaires, utiles pour bien exposer les points d'étiologie et de pathologie que nous voulons étudier dans ce mémoire, étant établis, nous allons aborder notre sujet, avec toute l'attention consciencieuse dont nous sommes capable.

Avant de parler des maladies des tailleurs de l'usine de Baccarat, jetons un coup-d'œil sur les ateliers, dans lesquls travaillent ces ouvriers ; voyons quelles sont les habitudes et surtout les principales conditions hygiéniques dans lesquelles vivent ces artisans.

Cette étude est indispensable pour bien saisir l'étiologie et la nature de leurs affections ; pour reconnaître le meilleur traitement, tant préventif que palliatif et curatif, que l'on doit diriger contre ces maladies.

Les tailleries de Baccarat, placées les unes au rez-de-chaussée, un peu plus bas que le sol extérieur (ce qui est un défaut) et à peu près au niveau de l'eau du canal, qui coule à l'est ; les autres, au premier étage d'un bâtiment neuf, construit en maçonnerie, regardent l'est et l'ouest. Elles sont très-vastes, très-éclairées ; nous verrons bientôt de quelle manière elles sont aérées.

(1) PUTEGNAT, *Traité de pathologie interne du système respiratoire*, 2e édition. Paris, 1840, t. II.

Ce bâtiment, situé au fond d'une vallée assez resserrée, se dirige du nord au sud, entre deux cours d'eau assez rapides, dont le plus éloigné n'est distant que de deux mètres au plus. Ces canaux sont dérivés de la Meurthe, qui coule à quelques mètres à l'ouest, sur un lit sablonneux, très-large.

Dans ces tailleries, chaque ouvrier jouit de plusieurs mètres cubes d'air (1).

Outre celui qui entre dans les ateliers par les portes, les fenêtres et les ouvertures de différents mécanismes, de l'air, pris à l'extérieur, au-dessus du principal canal, est envoyé dans les ateliers par un ventilateur, mis en action par la roue hydraulique qui fait mouvoir les meules des tailleurs. Cet air arrive par des tuyaux en bois, lesquels, dans le but de briser et de diviser la colonne d'air à sa sortie, sont terminés par un haut et flexible cercle de grosse toile.

Le changement d'air pendant la présence, et surtout en l'absence des ouvriers, est pratiqué au moyen de châssis vitrés, tournants, dont sont surmontées les nombreuses fenêtres et placés à une hauteur telle que le principal courant d'air passe au-dessus de la tête de l'ouvrier, quand il arrive par-devant celui-ci.

La chaleur moyenne, en hiver, est de 15 degrés. Elle est produite et entretenue par l'air, amené par le ventilateur. Cet air est partagé en deux colonnes : l'une, circulant, sans issues autour de l'atelier, dans un tuyau en fonte sur lequel l'ouvrier peut poser ses pieds; l'autre, arrivant dans la taillerie, par les tuyaux en bois, indiqués ci-dessus.

Cet air, pris où j'ai dit, est chauffé en hiver en sortant du ventilateur par son passage dans des tuyaux qui font des circuits dans une caisse chaude.

Ainsi, si je me suis bien expliqué, l'on comprend que l'air intérieur s'échappe par les vasistas tournants, et que le ventilateur chasse dans les tailleries, en été, de l'air frais et, en hiver, de l'air chaud, lequel, dans l'une et l'autre circonstances, est chargé de vapeurs d'eau; l'on comprend aussi combien sont simples et peu dispendieux, les moyens que la cristallerie de Baccarat emploie pour ventiler et chauffer ses belles et immenses tailleries.

En passant, rappelons que ce système de ventilation et de chauffage a de l'analogie avec ceux de MM. Léon Duvoir, Grouvelle et Péclet (2).

Les ateliers des femmes ont la même exposition et la même ventilation que ceux des hommes; mais certains sont chauffés par des poêles en fonte, dans lesquels on brûle de la houille.

Nous aurons à revenir sur ce système de chauffage et à le comparer au précédent, sous le point de vue hygiénique, dans les circonstances présentes.

Les femmes, dont la besogne principale consiste à polir le fond des gobelets, des vases, des plateaux, des verres de lustres, etc., sont au nombre de 66, dont 45 célibataires (3).

Une seule m'a offert des symptômes scrofuleux.

En général, elles sont robustes, d'une taille élevée (avantages que nous ne

(1) On m'a refusé l'indication du nombre.

(2) Consulter, sur le chauffage et la ventilation des ateliers, les pages 366 à 383 du *Compte-rendu des séances du Congrès général d'hygiène de Bruxelles*, session de 1852, et, en particulier, la séance du 23 septembre de ce Congrès.

(3) Ces chiffres ont été pris en 1853.

rencontrerons point parmi les hommes), assez jolies et brunes, au teint vermeil.

Elles sont sobres, plus laborieuses, beaucoup plus économes et plus rarement atteintes de maladies que les tailleurs.

Ces précieuses qualités ne sont point particulières aux tailleuses de Baccarat, car elles sont aussi l'apanage des femmes des tailleries de la cristallerie du Val-Saint-Lambert, près de Liége.

Si le cœur est péniblement affecté lorsqu'on voit que ces ouvrières, douées des beautés naturelles de la jeunesse et de la santé, d'une bonne conduite, laborieuses et économes, sont plus malpropres et déguenillées que les hommes, et que leurs ateliers sont sales et en désordre ; il l'est plus encore lorsqu'on vient à reconnaître que toutes ces circonstances, loin d'être le résultat de l'insouciance de ces femmes, sont une conséquence de leur économie et de leur désir de gagner le plus possible. En effet, pendant les heures où le travail des tailleries est suspendu, au lieu de se reposer comme font les hommes, elles s'occupent des soins du ménage et lavent leur sable ; parce que celui-ci est à leur compte, elles le nettoient et le remplacent le moins possible, et souvent, prennent celui que les tailleurs abandonnent comme usé.

Malgré tous ces défauts hygiéniques, ces ouvrières jouissent d'une santé assez heureuse, et n'ont point présenté un seul cas de phthisie pulmonaire pendant ces dernières années.

La suite de ce travail fera voir quelles sont les circonstances qui détruisent l'influence de ces défauts hygiéniques que nous venons de signaler ; ou mieux en contrebalancent, heureusement, les mauvais effets.

Les tailleurs sont au nombre de 477, dont 198 célibataires et 22 de 50 à 60 ans (1).

Leur salaire journalier, moyen, est de 2 francs 50 centimes à 3 francs. Celui des apprentis de 16 ans est de 30 à 50 centimes.

On n'est admis comme apprenti, qu'autant qu'on est muni d'un certificat du docteur de l'usine, attestant une bonne constitution.

Ces tailleurs ont une caisse de retraite, à laquelle la cristallerie apporte son contingent.

En cas de maladies, non résultat de la débauche et des excès de boissons, le tailleur reçoit la moitié de son salaire habituel.

Ses maladies, celles de sa femme et de ses enfants sont traitées, gratuitement, par le docteur attaché à la cristallerie ; et, pendant longues années, sous l'administration si habile et philanthropique de feu M. Toussaint, chaque mois, avec le confrère de la manufacture, je parcourais les ateliers, interrogeais les ouvriers, étudiais leurs habitudes, écoutais leurs observations médicales et voyais leurs malades.

Les remèdes sont à la charge des malades ; sauf, cependant, dans certains cas qui sont laissés, par l'Administration, à la juste appréciation du médecin de l'établissement.

A proprement parler, il n'y a pas de paresseux parmi ces tailleurs, auxquels

(1) Ce relevé, comme le précédent, a été fait en 1853, et n'a pu être remplacé par un plus récent : l'Administration de la cristallerie m'ayant refusé, en 1859, ce renseignement et d'autres.

le repos du lundi (fête de l'imprévoyant et mauvais travailleur) est interdit expressément. Le lundi, toute amende, méritée pour cause d'indiscipline, est toujours doublée et maintenue.

Bien que la débauche et l'ivrognerie se rencontrent peut-être moins parmi les tailleurs de Baccarat que dans d'autres manufactures; cependant, je reconnais, d'après les renseignements que j'ai pris, que ces ouvriers font une beaucoup trop forte consommation de boissons alcooliques et spécialement d'eau-de-vie.

Un des articles du règlement, affiché à la porte de chaque atelier, interdit et punit d'une amende, toujours rigoureusement appliquée, et même du renvoi en cas de récidive, l'ouvrier qui introduit des boissons vineuses et alcooliques dans l'établissement; et inflige la double amende lorsque cette introduction frauduleuse a lieu par une entrée autre que celles habituelles et surveillées.

Parmi les tailleurs, ceux-là dont la conduite et la santé sont bonnes, et dont la famille n'est pas très-nombreuse, ont, en général, une nourriture saine et suffisante.

Leurs vêtements sont assez propres, mais trop légers. Leur chaussure consiste en des sabots de bois de hêtre. C'est la meilleure pour eux, attendu l'humidité des pavés des ateliers, la boue qui se trouve sur le trottoir du canal, là où ils lavent leur sable, et le froid des pieds résultat de l'inactivité des jambes.

Leur taille n'est point haute; cela tient-il à ce que le sol de Baccarat est argileux? On dit que les habitants des contrées, dont le sol a cette nature, ont, en général, une petite stature. Je laisse à d'autres, aux membres des conseils de révision, le soin de vérifier cette donnée.

Ils ont des cheveux assez épais et longs; ils portent continuellement dans les ateliers, comme au dehors, soit un bonnet, soit une casquette en drap.

Ils ont le teint pâle, anémo-lymphatique (1); de bonne heure, ils perdent leurs dents, par suite d'une gengivite spéciale et exhalent une haleine, d'une odeur *sui generis,* fade, nauséabonde, qui empoisonne l'atmosphère des ateliers.

Beaucoup ont la poitrine assez étroite; déformation funeste, résultat de l'immobilité des parois du thorax, pendant leur travail. La plupart demeurent à Baccarat et assez loin de l'usine. Cette circonstance les contraint à passer plusieurs fois, chaque jour, sur un grand pont jeté sur la Meurthe, exposés à un air vif et frais. D'autres ont leurs familles dans des villages voisins, où ils se rendent, le samedi soir, et d'où ils reviennent, le lundi matin, pour passer la semaine à Baccarat.

Maintenant que nous avons exposé, avec tous les détails que permet le plan de ce mémoire, la constitution, les habitudes et les conditions hygiéniques de ces tailleurs, voyons quelles sont leurs maladies.

Parmi ces affections, beaucoup ne seront que signalées, attendu leur peu d'importance : ainsi des abcès, des furoncles et principalement des durillons à la partie supérieure et postérieure de chaque avant-bras, là où celui-ci est fortement appuyé, soit sur un bois transversal à la cuvette, soit sur les bords de ce vase en bois.

(1) Voir mon *Traité de la Chlorose et des maladies chlorotiques,* couronné, en 1855, par la Société des sciences médicales et naturelles de Bruxelles.

Si quelques rares tailleurs ont des varices aux membres inférieurs, cela tient, non pas à la position presque verticale qu'ils conservent, quoique assis, pendant le travail; mais bien au ralentissement de la circulation veineuse, conséquence de la gêne de la respiration, à la constipation et surtout à une ceinture fortement serrée autour de la taille, dans le but de remplacer les bretelles qui gênent dans certaines positions et quelques mouvements des bras, lorsqu'il s'agit de tailler sur un côté de la meule. Les affections catarrhales aiguës et chroniques des muqueuses et, spécialement, des muqueuses bronchiques sont assez communes, surtout pendant les saisons froides et pluvieuses. Dans le cours de ce travail, lorsque nous parlerons de la cause de la fréquence de la phthisie pulmonaire, nous aurons à revenir sur ces affections catarrhales que, pour le moment, nous devons nous contenter d'indiquer.

L'inspiration d'un air chargé de poussière de liége, de bois, de fonte, de sable, de potée, de cristal, fait soupçonner, de prime abord, que ces tailleurs sont fréquemment atteints de l'asthme pulvérulent (*asthma pulverulentorum*) admis par Diemerbrœck (*Anatom.*, lib. II, cap. 12), par T. Bonet (*Sepulchretum,* lib. II, sec. 1), par Ramazzini, Buechner, Sauvages, etc.; mais l'observation attentive démontre que cette affection est excessivement rare parmi ces ouvriers (1).

Les maladies, résultat de l'emploi du plomb qui entre dans le cristal, sans être rares, ne sont point communes. Ce sont les coliques que l'on observe habituellement; elles cèdent sous l'influence des acides et des purgatifs. Deux fois seulement, et à la même époque, j'ai vu la paralysie des extenseurs des avant-bras, des poignets et des doigts. Ces deux ouvriers ont été traités par la limonade sulfurique, les bains sulfureux, la strychnine à l'intérieur et à l'extérieur, enfin par l'électricité.

Nous voici arrivé à parler de deux maladies : l'une, excessivement commune, mais pas dangereuse par elle-même, c'est une gengivite particulière aux tailleurs de Baccarat; l'autre, c'est la phthisie pulmonaire, hélas! si fréquente parmi ces ouvriers.

La nouveauté de cette gengivite, la gravité des tubercules pulmonaires; l'enchaînement que nous avons dû reconnaître entre ces deux affections, nous feront pardonner les longs détails dans lesquels nous allons entrer et qui, nous l'espérons, seront utiles à la science et, par conséquent, à l'humanité, à l'Administration de la cristallerie de Baccarat et surtout aux tailleurs de cette manufacture.

MONOGRAPHIE D'UNE GENGIVITE NON ENCORE CONNUE.

Une affection dégoûtante, peu grave par elle-même, mais pouvant avoir des conséquences fâcheuses, comme nous nous réservons de le prouver, est si commune dans certaines tailleries de Baccarat, que, sans crainte aucune d'exagération, nous pouvons affirmer que si tous les ouvriers qui travaillent dans ces ateliers n'en présentent pas des traces, 95 sur 100 en sont atteints à un assez haut degré.

(1) Voir notre *Traité de l'Asthme*, couronné en 1855, par la Société des sciences médicales et naturelles de Bruxelles.

L'homme le mieux constitué, le plus robuste, n'importe son tempérament ; celui dont le teint est vermeil ; celui qui, sous tous les autres points de vue, jouit d'une heureuse santé ; celui qui ne commet pas d'excès, qui est sobre, bien nourri, sainement logé, dans l'aisance, qui ne chique, ni ne fume ; celui-là, dis-je, n'est pas plus à l'abri de cette maladie des gencives, que le tailleur, chétif, anémique, lymphatique, débauché, pauvre, mal nourri, misérablement logé et qui fait un usage abusif du tabac.

L'un et l'autre sont tailleurs à Baccarat, cela suffit pour que l'un et l'autre soient atteints de cette gengivite.

Au bout d'un séjour de trois mois dans la taillerie, ils offrent des traces de cette maladie ; au bout de six mois, ils en présentent des symptômes incontestables.

En général, cette affection commence et est plus grave à la mâchoire supérieure. Pourquoi cette prédilection ? Je l'ignore.

La muqueuse rougit ; bientôt sa nuance devient d'un bleu noirâtre, elle est d'autant plus foncée qu'elle se rapproche des bords dentaires. Cette couleur forme des espèces d'arcades, qui représentent les alvéoles.

Elle n'est pas celle que l'on rencontre sur les gencives des ouvriers qui travaillent le plomb, et il est extrêmement difficile de donner une idée de la différence qui existe entre ces deux colorations morbides, la vue et le pinceau peuvent seuls le faire ; ainsi, qui a vu le liséré bleuâtre gengival, résultat de l'intoxication du plomb, ne le confondra point avec les arcades d'une nuance particulière et dont les piliers, inter-dentaires sont d'autant plus foncés qu'ils se rapprochent du bord libre, que présente cette gengivite. D'après ce que nous venons de dire, l'on voit aussi que cette bandelette ne ressemble point à celle nacrée qui, suivant MM. Ranque, Négrier et Michel Lévy, est un signe certain de l'arrivée de l'ataxie dans la pneumonie (1).

Les gencives se tuméfient, surtout vers leur bord dentaire, lequel forme un bourrelet en festons. Elles ne fournissent que rarement du tartre et encore en petite quantité ; mais une sécrétion acide qui, s'échappant de leur bord libre, ne tarde pas à altérer l'émail des dents. De là vient que la face antérieure ou externe des dents, surtout des incisives et des supérieures, dans sa partie qui avoisine la gencive, se montre d'abord inégale, puis piquée de points noirâtres, enfin, d'un noir sale. Cette couleur indique la nécrose de la partie osseuse de la dent, par suite de la destruction de l'émail. Arrivée à ce degré d'altération, la dent s'use à son collet, spécialement de dehors en dedans, par la carie, puis finit par se briser au niveau de l'alvéole.

Ainsi, chez ces ouvriers, les dents, contrairement à ce qui a lieu dans le scorbut et certaines gengivites, par suite du retrait de la gencive et de l'altération de la muqueuse intra-alvéolaire, ne se déchaussent pas, ne s'ébranlent pas et ne tombent point, mais se cassent au niveau des alvéoles. L'on comprend

(1) Dans un mémoire sur le diagnostic de la pneumonie ataxique, inséré dans le tome XII du *Journal de la Société des sciences médicales et naturelles de Bruxelles*, nous appuyant sur notre expérience personnelle, nous avons contesté la valeur de ce symptôme et fourni des preuves à l'appui de notre opinion. De plus, nous en avons indiqué deux autres, certains, que fournit l'auscultation et qui ne se trouvent dans aucun ouvrage.

pourquoi ces hommes, au bout de quelques années de séjour dans les tailleries, n'ont plus, au lieu de dents, que des chicots noirâtres et arrondis.

Après la brisure des dents, les gencives, et cela se comprend, persistent à être malades. Autour des chicots, elles offrent un état légèrement mollasse et sanieux, qui rend l'haleine, non pas horriblement méphitique comme dans les cas d'ulcérations scorbutiques, mercurielles et dans certaines autres ; mais fade, nauséabonde, parfois à un tel degré que l'atmosphère des tailleries présente une odeur repoussante, et donne presque des nausées.

Cette gengivite ne produit ni de la chaleur, ni des hémorrhagies, ni de la démangeaison et nulle douleur au toucher et pendant la mastication ; aussi la plupart des tailleurs, quoique l'ayant depuis de longues années, ignorent leur affection.

Voyons maintenant si, comme nous l'avons avancé, cette maladie : 1° est *nouvelle, spéciale* et *particulière* aux tailleurs de la cristallerie de Baccarat ; 2° quelles en sont les causes ; 3° et quelles en sont les conséquences.

Pour le moment, nous ne pouvons nous occuper que des deux premiers points, le troisième devant fixer notre attention lorsque nous rechercherons les causes de la fréquence relative de la phthisie pulmonaire parmi ces ouvriers. Inutile d'ajouter que nous en étudierons le traitement.

1° Cette gengivite est *nouvelle ;* elle est *spéciale* et *propre* aux tailleurs de Baccarat.

A. Elle est *nouvelle :* telle est du moins ma manière de voir, puisque, nulle part, je n'en ai rencontré la description.

B. Elle est *spéciale* : en effet, elle n'est ni syphilitique, ni mercurielle, ni simple, telle qu'on la rencontre chaque jour, ni scorbutique, puisqu'elle n'offre pas les symptômes de la stomatite scorbutique et qu'elle n'est accompagnée d'aucun autre accident grave et même léger du scorbut. Elle n'est pas, non plus, le résultat d'une intoxication du plomb ; car sa couleur, *sui generis*, n'est pas celle de la gengivite produite par l'absorption du plomb ; puis elle attaque indistinctement les trois classes des tailleurs, ou aussi bien ceux qui ne font point usage de la potée que ceux qui se servent de ce mélange.

De plus, contrairement à ce qui a lieu dans la gengivite produite par le plomb, elle ne cause pas de douleurs dentaires, semblables à celles que l'on éprouve après avoir mangé des fruits acides (*voir* la page 109 du *Traité pratique sur la colique de plomb*, publié par Palais, en 1825) ; ni les engourdissements, signalés par M. Grisolle (*Essai sur la colique de plomb*. Paris, 1835).

C. Elle est *propre* aux tailleurs de Baccarat. En effet, je ne l'ai point rencontrée sur d'autres habitants de la ville de Baccarat, et les tailleurs des verreries de Porticux (Vosges) et de Valérhystall (Meurthe), que je suis allé interroger et examiner dans cette intention, ne me l'ont pas présentée. Un seul tailleur de Portieux en offrait des traces, aussi avait-il longtemps travaillé à l'usine de Baccarat. Elle n'existe point non plus à la cristallerie du Val-Saint-Lambert, près de Liége (Belgique) ; car voici les propres paroles du médecin de cette usine : « Depuis 31 à 32 ans que je fréquente la fabrique, je n'ai pas » remarqué de maladie bien particulière à l'état de tailleur de cristaux, sauf, » peut-être, des douleurs pleurodyniques. » Faisons remarquer que, dans les usines de Portieux, Valérhystall, du Val-Saint-Lambert, la potée est employée comme à Baccarat.

2° Quelles sont les causes de cette gengivite ?

Les unes sont prédisposantes ; les autres déterminantes. Recherchons-les.

A. Au nombre des causes prédisposantes, nous signalerons les excès de boissons qui, en nuisant à la digestion, détériorent la nutrition et la constitution ; une nourriture insuffisante, un logement humide et mal aéré, ce qui est très-commun ; tout ce qui peut congestionner la tête ; des cheveux longs, une coiffure chaude, toujours portée ; le froid des pieds et des mains ; la gêne de la circulation sanguine par suite de celle de la respiration, laquelle est une conséquence du peu de mobilité de la cage thoracique pendant le travail ; l'emploi du plomb ; enfin, l'eau et les poussières lancées par la meule, tournant avec une grande vitesse.

B. Parmi les causes déterminantes, je signalerai, comme la plus active, l'état hygrométrique des tailleries. Celui-ci donne toujours de 15 à 20 degrés d'humidité de plus que l'air extérieur, pris même à côté du canal de l'Est.

Recherchons maintenant à quoi tient cet état hygrométrique si élevé, et quels sont les moyens de le faire baisser.

Cet excès d'humidité est causé par l'eau, répandue sur le sol, contenue dans des baquets et par celle disséminée en vapeurs par les meules qui la projettent suivant leur tangente et en quantité proportionnelle à celle qu'elles reçoivent des entonnoirs et à la vitesse de leurs mouvements. Elle est encore produite par l'air extérieur, envoyé par le ventilateur. Cet air, comme nous l'avons dit, est pris au-dessus du canal, là où la roue hydraulique répand, dans l'atmosphère, une grande quantité d'eau.

Cet excès d'humidité de l'atmosphère des tailleries ne peut être combattu efficacement : 1° par les vasistas, haut placés, qui n'établissent un courant d'air transversal que dans la région la plus élevée ; 2° par le système de chauffage, lequel, au contraire, contribue à son entretien.

Pour détruire cet état hygrométrique, il faudrait n'envoyer dans les tailleries que de l'air sec, pris sur un coteau voisin, là où existent de la verdure et de nombreux arbres qui, par leur feuillage, en remplaçant l'azote par l'oxygène, vivifient l'atmosphère ; il faudrait, en outre, ouvrir au niveau du sol des ateliers, mais avec certaines précautions, des vasistas, ainsi que cela se pratique dans les grandes chambres des casernes. De la sorte on établirait un courant d'air sec et bien oxygéné qui, desséchant le sol, s'élèverait vers les fenêtres tournantes.

Ce n'est pas le tout : le système de chauffage actuel devrait être modifié, ou mieux, remplacé par un autre. Voici celui que je proposerais :

Des poêles en fonte, chauffés à la houille et alimentés par l'air intérieur des ateliers, seraient construits suivant le système de certaines cheminées et poêles en faïence, ou de telle sorte que de l'air extérieur, pris là où j'ai indiqué, arriverait dans des tuyaux en fonte, rampant autour du poêle, serait desséché et chauffé à 40 ou 50 degrés (à cette température, il n'a pas d'odeur), puis jeté dans les ateliers, sortant à cet effet, par plusieurs ouvertures, appelées vulgairement *bouches de chaleur*.

Par ce système, employé au Val-de-Grâce, on le comprend, l'air intérieur, chargé de vapeurs d'eau, servirait à alimenter le foyer du poêle et serait remplacé par de l'air extérieur oxygéné, desséché pendant son passage dans les tuyaux du calorifère.

En été, si la ventilation ne pouvait s'opérer complètement et sans inconvénient par les fenêtres, on interromprait, suivant le conseil de M. Guérard, par des registres la communication directe des calorifères avec les prises d'air, on fermerait aussi les bouches de chaleur, et l'on ouvrirait les vasistas du bas, lesquels livreraient passage à l'air du dehors destiné à remplacer celui de la salle, appelé dans le foyer par la combustion entretenue sans interruption.

D'ailleurs, qui ne sait que la fonte chaude détruit si bien les vapeurs d'eau de l'atmosphère de l'appartement où elle se trouve, qu'il faut, pour éviter la céphalalgie et le malaise de la respiration que cet effet produit, qu'il faut, dis-je, tenir sur elle un vase largement ouvert contenant de l'eau, laquelle, par son évaporation, compense le dessèchement de l'atmosphère. A ces moyens, ne pourrait-on pas ajouter l'usage de la chaux calcinée? L'on comprend que cette pierre, exposée au contact de l'air dans de vastes cuves, absorberait les vapeurs aqueuses tenues en suspension dans l'atmosphère des ateliers.

Ce que nous venons de dire suffit pour indiquer les moyens de détruire la cause occasionnelle, principale de cette gengivite; il ne nous reste donc plus qu'à exposer comment il faut écarter les causes prédisposantes.

Eviter la débauche, les excès de boissons alcooliques, les veilles; prendre une nourriture substantielle; se promener souvent, au grand air; porter des vêtements plus chauds; se dispenser de tenir une coiffure pendant la durée du travail; habiter un logement sec, aéré et bien exposé au soleil.

Tel est le traitement préventif et général de cette gengivite.

Le traitement local consiste en gargarismes toniques et astringents; la dissolution de sulfate d'alumine et de potasse, celle de chlorate de potasse, employées aussi en gargarismes, sont très-efficaces.

Ce traitement préventif, hygiénique et curatif est fondé, comme on le voit, sur la connaissance des causes prédisposantes et occasionnelles et sur celle de la nature de cette affection des gencives; aussi nous rappelle-t-il ces paroles de Celse : « *Eum verò recte curaturum dicitur, quem prima origo causæ non* » *fefellerit* (*De medicinâ*). »

Ainsi, pour nous, il existe dans les tailleries de l'usine de Baccarat une maladie des gencives, non encore *décrite*, *spéciale* et *particulière* aux seuls ouvriers qui y travaillent; gengivite qui reconnaît des causes prédisposantes inhérentes aux habitudes et aux conditions hygiéniques de ces artisans, et une cause occasionnelle principale, laquelle est un résultat du système de ventilation et de chauffage employé.

La plus importante des conséquences de cette affection ne sera indiquée que dans la suite de ce travail.

RECHERCHES SUR UNE CAUSE NOUVELLE DE LA PHTHISIE PULMONAIRE.

Ici, comme dans les articles qui précèdent, nous n'avancerons pas d'hypothèses; nous dirons simplement ce que nous avons vu et étudié maintes fois.

Par ce motif, nos conclusions seront dignes d'une sérieuse attention : « Des ob- » servations faites avec justesse, dit Zimmermann (*l. c.*, livre V, chap. II), con- » duisent à des conclusions justes; celles-ci nous mènent aux principes ou à » des propositions qui n'ont pas besoin de preuve ultérieure. »

Tout d'abord, prouvons la fréquence proportionnelle de la phthisie pulmonaire parmi les tailleurs de Baccarat.

Le témoignage du docteur, attaché depuis nombre d'années à l'usine, suffirait, à lui seul, pour la démontrer ; ce témoignage, s'il le fallait, pourrait être corroboré par l'aveu de MM. les Administrateur et Directeurs de l'établissement et par l'opinion publique (*vox populi, vox Dei*) ; mais je préfère l'appuyer par des chiffres, dont tout un chacun connait la vérité brutale.

Pour cela, j'indiquerai seulement les relevés des phthisies pulmonaires confirmées, que j'ai vues dans deux de mes visites, prises au hasard et faites à quatre années de distance.

En octobre 1853, parmi ces tailleurs au nombre de 477, 13 tuberculeux viennent me consulter. Cette proportion, 1 poitrinaire sur 29 ouvriers, est effrayante, surtout quand on sait que dans la vie ordinaire la phthisie pulmonaire enlève moins de cinq individus sur mille (voir la séance du 23 septembre 1852 du Congrès général d'hygiène à Bruxelles).

En décembre 1857, sur 12 tailleurs malades, que l'usine présente à ma visite mensuelle, je trouve 6 phthisiques, un septième habitant un village voisin est trop malade, me dit le médecin ordinaire, pour se rendre à ma consultation ; deux autres qui sont atteints d'une bronchite capillaire, localisée au sommet de chaque poumon.

Cette fréquence relative de la tuberculisation pulmonaire doit d'autant plus frapper qu'on sait que, par ses recherches dont le résultat a été publié, d'abord, par M. Thibierge, dans le *Moniteur des hôpitaux*, en 1853, et, en dernier lieu, dans la *Gazette des hôpitaux* et l'*Union médicale* du 24 mai 1859, M. Beau a reconnu l'existence, entre la phthisie pulmonaire et l'imprégnation saturnine, d'un antagonisme du genre de celui admis, par M. Boudin, entre celle-là et la cachexie paludéenne ; antagonisme signalé par M. Sander (*Casper's Wochenschr.*, 1836) et par M. Tanquerel (voir son *Traité des maladies de plomb*. Paris, 1839), et confirmé par M. Brockmann (*Die metall. Krankh. des Oberharzes*, Osterode 1851).

L'on se rappelle que, ci-dessus, nous avons dit que les symptômes de l'intoxication saturnine ne sont pas rares dans les tailleries de la cristallerie de Baccarat.

Ces considérations démontrent que la phthisie pulmonaire devrait donc être moins commune dans les tailleries que dans la ville de Baccarat, où elle est assez fréquente, il est vrai, attendu le climat qui est influencé profondément, comme nous l'avons dit, par le voisinage des Vosges ; elles démontreraient aussi l'erreur, quelque peu intéressée, des personnes qui prétendraient que cette fréquence de la tuberculose pulmonaire est la même dans les tailleries de la manufacture que dans la population de la ville de Baccarat.

Remarquons en passant un fait : c'est que, chez les tailleurs de Baccarat, la phthisie débute le plus ordinairement par le poumon droit.

D'où vient cette prédilection ? Mes recherches ne m'ont rien appris de rigoureux sur ce point d'étiologie, qui mérite cependant attention ; car on sait que Stark, MM. Louis et Andral, etc., ont admis, d'après leurs relevés, que le poumon gauche est plus disposé que le droit à devenir tuberculeux ; et que dans celui-là la lésion est aussi toujours plus avancée.

Hasardons une explication, basée sur l'attitude du tailleur de cristaux pendant son travail.

L'ouvrier qui tient un objet lourd ou qui exige une taille soit forte, soit délicate et symétrique, a besoin, surtout lorsqu'il agit sur le côté de sa meule, d'une très-grande force s'il veut avoir l'immobilité indispensable de son bras droit. Pour donner l'une et l'autre, au degré voulu, les muscles, qui de la cage osseuse thoracique vont s'insérer au bras, prennent, pendant leur contraction, leur point d'appui sur les côtes et, ainsi, les rendent fixes. De là résulte une gêne de la respiration et de la circulation du poumon droit, entraînant une hypérémie qui n'est point sans gravité pour le sujet prédisposé aux tubercules pulmonaires.

Maintenant que nous avons démontré cette fréquence relative de la phthisie pulmonaire, recherchons à quelles causes on peut l'attribuer. Fernel a dit : *absque causarum cognitione, morbi nec præservari nec curari possunt.*

Tout d'abord faisons observer que les tailleuses de Baccarat ne nous ont point présenté un seul cas de phthisie. Ainsi, tandis que cette maladie est fréquente parmi les tailleurs, elle est excessivement rare parmi les femmes. L'on sait que dans la vie ordinaire, d'après les relevés faits par Laennec, Frank, MM. Louis, Benoiston, Staub et Home; l'on sait, dis-je, que les femmes sont bien plus sujettes que les hommes à la phthisie pulmonaire, même dans une proportion qui peut s'élever du tiers à la moitié (voir, dans les *Annales d'hygiène*, les pages 18 et 50 du tome VI, 1851).

Mes renseignements démontrent, d'une manière évidente, que l'on ne saurait attribuer cette fréquence relative de la phthisie pulmonaire des tailleurs de Baccarat seulement au climat de Baccarat. C'est d'ailleurs un point d'étiologie sur lequel nous aurons encore à revenir.

Faut-il admettre comme une des causes principales de cette fréquence, l'inspiration d'un air chargé de molécules de liége, de bois, de pierre, de fonte, de cristal, de sable, de potée ? Non.

Quoique je sache très-bien que Hastings (*Traité de l'inflammation de la muqueuse des voies respiratoires*) et que Williams (voir son *Encyclopédie*) aient admis que l'inspiration d'un air chargé de poussière entraîne des affections chroniques des poumons; que Fox Favell (*The Edimburg medical and surgical journal*, N° de janvier 1858) ait prouvé que les remouleurs de Scheffield meurent entre 28 et 50 ans de la phthisie pulmonaire; que Allison (*Medic. chirurg. Trans.*, t. I) ait dit que peu de maçons, à Edimbourg, parviennent à 50 ans, sans devenir tuberculeux (maladie des caillouteux); cependant, je ne ne puis admettre que l'inspiration de poussières soit, pour les tailleurs de Baccarat, une cause de la fréquence relative de la phthisie, autre que simplement légère, par l'irritation sub-aiguë bronchique qu'elle produit et entretient et qui ne peut être que fatale, surtout quand elle est jointe à d'autres causes, à ceux qui sont prédisposés aux tubercules pulmonaires.

Pour nous, malgré l'avis de Hufeland, Tissot, Baumes, Broussais (*Histoire des phlegmasies chroniques*, t. II, p. 52), de mon savant maître Piorry (voir sa *Thèse de concours*, p. 51), la bronchite, aiguë ou chronique, ne peut produire des tubercules pulmonaires en aucune circonstance et sur quelque sujet que ce puisse être, si celui-ci ne porte cette prédisposition, cette diathèse qui nous sont inconnues dans leur essence, mais que l'on peut soupçonner par la connaissance de certaines circonstances organiques. Si le rhume ne peut amener la phthisie pulmonaire, en dehors de l'existence de la diathèse tuberculeuse, il hâte le dépôt de la matière tuberculeuse et favorise le développement de la diathèse. Ainsi, pour nous, la bronchite n'est qu'une cause occasionnelle, importante, il est vrai, de la phthisie pulmonaire. C'est donc dans ce sens qu'il faut interpréter ces paroles de Celse : « *Post nimias distillationes tabes* (*de Medicinâ*, liber II, caput XII). » Tel est aussi l'avis de Laennec, Louis, Clark, Fournet et Andral.

Cette inspiration de poussière n'est pas la cause principale de la fréquence relative de la phthisie pulmonaire parmi les tailleurs de Baccarat, non-seulement par les raisons que nous venons de donner, mais encore par les suivantes.

D'abord la phthisie pulmonaire de ces hommes n'offre pas un cachet particulier comme celle des cotonniers, des remouleurs de Scheffield et de Mennes (Maine-et-Loire) ; puis une inspiration de poussière ne détermine pas toujours la phthisie comme le prouvent les observations recueillies dans les houillères de la Belgique, par MM. François et Van den Broeck ; celles faites dans les houillères de Decise (France), de Newcastle (Amérique) ; et comme le démontre encore le relevé donné par M. Lombard (de Genève). L'on sait aussi que tous les ouvriers tels que : boulangers, plâtriers, batteurs en grange, mesureurs de grains, etc., etc., qui, par leur état, respirent un air chargé de poussières, ne présentent pas, proportionnellement, plus de phthisiques que d'autres individus.

Enfin la preuve la plus certaine de mon opinion, c'est que je n'ai point rencontré la phthisie pulmonaire dans les tailleries des femmes de Baccarat ; c'est que cette maladie est excessivement rare parmi les tailleurs de Portieux et de Valérhystall, et est loin d'être commune chez les tailleurs de l'usine du Val-Saint-Lambert. Et, cependant, tous ces mêmes ouvriers respirent les mêmes poussières que les tailleurs de Baccarat.

Quoi qu'il en soit, et surtout ceux qui sont prédisposés aux tubercules pulmonaires, les tailleurs sur cristal et verre feraient bien de porter devant leur visage, pendant leur travail, une gaze qui tamiserait l'air servant à la respiration. Est-ce que, maintenant, les maçons de Liverpool et ceux de Birkenhead ne portent pas de longues moustaches dans le même but !

Les excès de boissons alcooliques suffisent-ils pour expliquer cette fréquence relative de la phthisie pulmonaire ?

A notre avis, pas plus que l'inspiration d'un air chargé de poussières. Nous allons prouver ce que nous avançons.

Les excès de boissons alcooliques, par l'altération spéciale de la muqueuse gastro-intestinale qu'ils produisent, enlèvent l'appétence, diminuent le besoin de manger et rendent incomplète la digestion. De là une source d'épuisement, qui favorise la prédisposition tuberculeuse et accélère la marche de la phthisie. Nous ne pouvons nier ce fait ; mais si ces excès étaient la principale cause de la fréquence relative de la phthisie pulmonaire dans les tailleries de Baccarat, comment expliquer l'extrême rareté de cette affection parmi les tailleurs de Portieux, de Valérhystall, du Val-Saint-Lambert, qui sont adonnés aux boissons alcooliques au moins autant que ceux de Baccarat ?

Voici les propres paroles de M. Marquet, médecin de la cristallerie du Val-Saint-Lambert, que j'extrais de la lettre qu'il a bien voulu m'écrire, en réponse aux questions hygiéniques et pathologiques que je lui ai adressées, sur ses tailleurs : « Les phthisies que je rencontre sont très-rares proportionnellement » au nombre d'ouvriers. Elles proviennent d'hérédité ou de prédispositions » favorisées par des veilles dans les cabarets, des excès de boissons et une » nourriture insuffisante. »

On le voit, ce praticien tient compte encore moins que nous de l'inspiration de l'air chargé de poussières.

La stature des ouvriers de Baccarat contribue-t-elle à la fréquence relative de la phthisie ?

Loin de contribuer à cette fréquence, elle doit, au contraire, s'y opposer. En effet, nous avons dit que leur stature n'est point élevée, et l'on sait que M. Briquet (*voir* la page 170 du N° de février 1842 de la *Revue médicale*) ; que Boyd (*Gazette médicale de Paris*, p. 659, 1844) ont confirmé une opinion ancienne, qui attribue aux phthisiques, en général, une taille élevée.

Cette fréquence de la phthisie tient-elle, comme l'on ne cesse de le répéter, à ce que ces ouvriers ont les mains et les bras mouillés pendant leur travail ?

Non, bien certainement. Voici les preuves de notre assertion :

Les tailleuses de Baccarat, les tailleurs de Portieux, de Valérhystall, du Val-Saint-Lambert ont aussi les mains et les bras mouillés pendant leur travail, et nous avons vu que, très-rarement, ils sont atteints de la phthisie pulmonaire. En outre, les mouleurs et tourneurs en faïence ont aussi leurs mains et leurs bras mouillés, et cependant, par expérience personnelle, je ne sache pas qu'ils soient fréquemment atteints de la phthisie. Je dis par expérience personnelle, parce que, médecin depuis quinze ans de la grande faïencerie de Saint-Clément (Meurthe), si renommée par l'élégance et la solidité de ses produits, je n'ai pas rencontré un seul poitrinaire dans le nombreux personnel des mouleurs et tourneurs de cette usine.

La grande étendue des ateliers peut-elle favoriser cette fréquence de la phthisie ?

Sans doute, des ateliers vastes, hauts, longs et bien percés conviennent mieux que des ateliers étroits et bas ; cependant, l'on comprend que les nombreux ouvriers qu'ils renferment y accumulent des miasmes. C'est ce qui a lieu particulièrement dans les tailleries de Baccarat. L'atmosphère y est profondément viciée par l'haleine des tailleurs, lesquels, avons-nous dit, sont presque tous porteurs d'une gengivite particulière.

Cette fréquence de la phthisie, dans les tailleries de Baccarat, peut-elle être attribuée à l'état hygrométrique qui règne dans ces ateliers ?

L'observation va répondre à cette question.

Tout d'abord, je laisse la parole au docteur Marquet.

« Les tailleries de l'usine du Val-Saint-Lambert (nous écrit ce praticien) » sont isolées, ayant une face au midi ; l'autre, au nord, dans un large vallon » et à 16 mètres de la Meuse du côté nord ; leur intérieur est peu humide. » L'on se rappelle que ce médecin nous a dit « que les phthisies sont très-rares » proportionnellement au nombre d'ouvriers. »

Que conclure de là, si ce n'est que la phthisie est très-rare dans les tailleries peu humides de la manufacture du Val-Saint-Lambert ; tandis qu'elle est très-commune dans dans les tailleries de l'usine de Baccarat où règne un état hygrométrique très-élevé.

Tel est un fait que je ne puis contester, il est vrai, et qui semble confirmer l'opinion de Patissier, de MM. Briquet (Académie de médecine, séance du 12 février 1839), Fourcault (*Causes générales..... de la phthisie pulmonaire*, 1844) ; mais qui ne doit pas me dispenser de demander pourquoi, dans les ateliers des mouleurs et tourneurs en faïence, où règne une grande humidité produite par les baquets d'eau, la terre mouillée et les pièces que l'on sèche ; pourquoi, dis-je, la phthisie est si rare dans ces ateliers ; pourquoi encore, à Baccarat, je n'ai pas rencontré cette affection, dans certaines tailleries des femmes ? Rappelons ici cette proposition, empruntée à M. Lombard : « L'air » chargé de vapeurs aqueuses semble préserver de la phthisie pulmonaire » (*Anales d'hygiène*, t. XI, 1834). » En rapprochant, les uns des autres, les chiffres de mortalité fournis par les différentes contrées du globe, il est facile de démontrer que l'humidité n'exerce pas sur la phthisie pulmonaire l'influence qui lui a été attribuée (*Compendium de médecine*, t. VI, p. 533). « L'assertion » des auteurs, dit M. Michel Lévy (*Traité d'hygiène*, 1845, t. II, p. 757), qui » attribue au séjour prolongé dans un air chargé de vapeurs aqueuses la fré- » quence de la phthisie, si respectable que soit sa source, ne peut entrer dans » la science que par la voie de la statistique, qui ne l'a pas contrôlée. »

Les tailleurs, dit-on, qui travaillent assis trouvent, dans cette position, une cause de maladie de poitrine.

Voici l'explication que l'on donne de cette hypothèse.

Le tailleur assis est plus courbé sur la meule, donc chez lui, il y a rétrécissement de la cavité abdominale, obstacle à l'abaissement du diaphrame, gène de la respiration, d'où résultent une hématose imparfaite et une hypérémie pulmonaire.

De plus, le tailleur, dans cette position, a besoin d'un plus grand effort pour le maintien immobile et la pression des membres sur la roue, ce qui, nécessairement, entraîne une plus grande fixité dans les mouvements des parois de la cage thoracique, et, par suite, comme ci-dessus, une gêne de la respiration causant une hématose imparfaite et une hypérémie pulmonaire.

Quoique ces données physiologiques, avancées, comme pouvant expliquer la fréquence relative de la phthisie chez les tailleurs de Baccarat, paraissent inattaquables, cependant, je ne puis les admettre qu'avec une certaine réserve, commandée par l'observation attentive.

Loin de moi de nier que la position assise du tailleur de Baccarat soit pour cet ouvrier une cause d'hématose imparfaite et d'hypérémie pulmonaire; mais je soutiens, simplement, que cette position ne suffit point pour expliquer la fréquence relative de la phthisie des tailleurs de Baccarat. Comment donc, si je n'étais point dans le vrai, les tailleuses de Baccarat, les tailleurs de Portieux, de Valérhystall, les mouleurs et tourneurs de Saint-Clément, qui travaillent tous dans cette position, ne présentent-ils que très-rarement cette affection!

D'ailleurs, celui qui a vu ces ouvriers à la besogne, sait qu'ils se tiennent assis d'une telle façon que, simplement appuyés sur le bord antérieur d'une sellette très-élevée, ils sont forcés de se soutenir avec les membres inférieurs qui, prenant un point d'appui sur le sol, font un angle antérieur très-obtus avec le tronc.

Un fait d'observation, dit M. Fallot (*Journal de la Société des sciences médicales et naturelles de* ***Bruxelles***, t. XXII, p. 114), c'est que chez les individus où existe un obstacle à l'expansion complète des lobules pulmonaires inférieurs dû à une cause quelconque, et chez lesquels les lobules supérieurs sont forcés à un jeu supplétif, la phthisie est proportionnellement rare.

Il résulte donc de ce que nous venons de dire, que l'on se trompe en attribuant à la position que tiennent les tailleurs de Baccarat, pendant leur travail, la fréquence relative de leur phthisie pulmonaire; et, s'il en était autrement, l'on comprend qu'il ne resterait plus de tailleurs d'habits, de cordonniers, etc.

Le froid, auquel sont exposés les tailleurs de Baccarat, et qui est le résultat de la basse température de leurs ateliers, de l'eau qui mouille leurs bras, de leurs vêtements trop légers et de l'inactivité de leurs membres, etc., aurait-il une influence prédisposante sur cette fréquence de la phthisie?

Si l'on reconnaît que l'émigration d'un pays chaud dans un climat froid a une fâcheuse influence sur les phthisiques et sur ceux qui sont menacés de le devenir, on sait cependant aussi, d'après les travaux du docteur Martins, que la phthisie est d'autant moins commune qu'on s'avance plus vers le Nord; de là vient qu'en Islande, en Suède, en Norwége et en Russie, cette maladie est très-rare.

De ce que je viens de dire, l'on ne doit pas inférer que, suivant moi, le froid n'a aucune influence sur la phthisie pulmonaire. Je reconnais que le froid, et surtout le froid humide, agit d'une manière indirecte sur le tissu pulmonaire; il gêne la circulation sanguine dans la peau et les membres, et, par suite, produit une stase sanguine dans les poumons. Mais cet effet, qui est subordonné à la vitalité, à la sensibilité et au genre de vie des individus, se rencontre dans d'autres tailleries, et l'on sait que MM. Andral, Louis, Fournet et Clark n'ont pu reconnaître, avec certitude, l'influence du froid sur la production de la phthisie pulmonaire.

Pour résumer ce que nous venons d'exposer sur les nombreux modificateurs internes et externes qui peuvent favoriser les prédispositions à la phthisie pulmonaire parmi les tailleurs de Baccarat, nous dirons :

Sans nier l'influence de l'hérédité, des veilles, d'une alimentation insuffisante, des excès de boissons alcooliques, des vêtements trop légers, de l'inspiration d'un air chargé de poussière, du séjour prolongé dans un lieu humide, d'une habitation encombrée et non aérée, du froid, de la position assise, pendant les longues heures du travail, etc.; sans nier, disons-nous, l'influence de ces conditions, et même leur complexité d'action sur le développement de la phthisie pulmonaire des tailleurs de Baccarat, nous sommes forcé de reconnaître que ces causes ne suffisent point, à elles seules, pour expliquer cette fréquence proportionnelle des tubercules pulmonaires.

En effet, puisque ces agents se rencontrent dans d'autres usines où la phthisie est très-rare, il faut, de toute nécessité, admettre qu'il y a dans les tailleries de Baccarat une cause spéciale.

Quelle est donc cette cause locale, individuelle et particulière, qui domine toutes les autres?

Inutile de dire avec quelles patience et attention nous l'avons recherchée! Poussé par notre zèle pour la science, par un extrême désir de rendre service aux familles de ces tailleurs et pour répondre aux vœux intéressés et philanthropiques tout à la fois, de feu M. l'Administrateur et de MM. les Directeurs de l'usine de Baccarat; que de fois, avec ces Messieurs et l'honorable docteur de cette manufacture, suivant en cela l'exemple et le conseil de Ramazzini (*voir* la préface de son ouvrage), n'avons-nous pas visité les ateliers, interrogé les tailleurs, étudié leurs habitudes et leurs conditions hygiéniques! Ne reculant devant aucun moyen capable de nous éclairer, nous avons consulté les médecins d'autres cristalleries, et même nous avons visité plusieurs usines, bravant, bien qu'ayant le cœur haut placé, un accueil froid et, même, un refus sec et formel (1).

Sommes-nous arrivé à un résultat heureux? Au lecteur, qui se rappelle cette sentence de Zimmermann : « C'est avec raison qu'on regarde la science » des causes comme la plus difficile de toutes nos connaissances, » de répondre à cette question. Quoi qu'il arrive, nous sommes sûr de son estime et bien résolu de continuer de nous occuper des maladies des artisans.

Nous avons reconnu et démontré que les tailleurs de Baccarat sont atteints d'une gengivite spéciale, qui leur est particulière; aux causes prédisposantes et déterminantes de laquelle nous avons pu remonter; que cette maladie entraîne une haleine fade, nauséabonde, d'une odeur *sui generis*.

Si donc beaucoup d'individus, atteints de cette affection, se trouvent réunis, chaque jour, un grand nombre d'heures, dans un local dont l'atmosphère, épaisse et très-humide, n'est point suffisamment renouvelée, par suite d'un mauvais système de ventilation et de chauffage, l'on comprend que cette atmosphère, se chargeant peu à peu des miasmes qui s'échappent de la bouche de ces individus, finit par se corrompre et par représenter l'odeur de ces miasmes.

Eh bien! c'est ce qui a lieu dans les tailleries des hommes de l'usine de Baccarat.

En entrant dans ces salles, on est saisi par une odeur fade, repoussante, donnant des nausées. Je l'ai fait reconnaître par mon confrère, attaché à la cristallerie, et par MM. les chefs de cet établissement.

(1) Ce qui nous est arrivé, le 4 août 1858, à Valérhystall.

C'est en recherchant les qualités physiques de l'air de ces tailleries, que j'ai reconnu cette odeur particulière ; et c'est en voulant remonter à la cause première de cette odeur que j'ai découvert la gengivite spéciale, décrite ci-dessus.

Cette maladie reconnue, j'ai recherché si elle n'a pas une influence sur la fréquence relative des tubercules pulmonaires.

Ce faisant, voici ce que j'ai admis : cette gengivite, puisqu'elle est particulière aux tailleurs de Baccarat, n'existe donc pas dans les autres tailleries, aussi celles-ci ne contiennent pas l'atmosphère miasmatique spéciale des tailleries de Baccarat.

Du moment donc que, dans les seules tailleries de l'usine de Baccarat, cette influence hygiénique règne ; et que, dans les autres manufactures de cristaux et de verres, la phthisie n'est pas plus commune relativement à la vie habituelle, il faut admettre, de toute nécessité, que la fréquence proportionnelle des tubercules pulmonaires, parmi les tailleurs de Baccarat, reconnaît en premier lieu pour cause, outre les autres modificateurs hygiéniques que j'ai indiqués et qui se trouvent ordinairement dans les autres cristalleries, l'atmosphère fade, repoussante, nauséabonde, chargée de miasmes spéciaux, dans laquelle ils travaillent, chaque jour, nombre d'heures et qui est une fatale conséquence de leur haleine, rendue corrompue par leur gengivite spéciale.

Qui donc aussi pourrait nier l'influence funeste de cette gengivite, sur la digestion ! Est-ce que la mastication incomplète, dont elle est cause ; est-ce que la salive, infectée par la sanie qu'elle produit et que l'on avale, ne peuvent pas altérer la digestion et ainsi, avec d'autres circonstances hygiéniques que nous avons indiquées, contribuer à l'affaiblissement de la constitution ?

En somme toute : pour nous, ainsi le veut l'observation attentive, le mauvais système de ventilation et de chauffage des tailleries de Baccarat est la cause déterminante la plus puissante de la gengivite spéciale ; celle-ci corrompt l'atmosphère ; et l'inspiration de certains miasmes, répandus et concentrés dans l'air de ces ateliers, favorise la prédisposition tuberculeuse des tailleurs de Baccarat. Nous reviendrons sur ce sujet.

A celui qui trouverait que cette cause est trop faible, considérée sous le point de vue de la gravité de son résultat, je dirais : méditez ce précepte d'un de nos grands maîtres : *Multi morbi ab exiguâ causâ producuntur* (*Praxeos medicæ*, liber II, cap. X, § IV), et je lui rappellerai les paroles suivantes, empruntées au *Traité de l'expérience* de Zimmermann : « Les plus petites causes » ont un effet étonnant, si elles agissent sans intermission ; comme, par » exemple, un petit chagrin qui revient tous les jours, ou de légères fautes, » mais continuées dans le régime. Elles ont aussi ces effets étonnants, selon » les parties sur lesquelles elles agissent (livre V, chapitre III). »

Pour le praticien et dans l'intérêt des tailleurs et de l'administration de l'usine de Baccarat, la connaissance de cette cause ne suffit point ; en effet, il est urgent de la prévenir et de la combattre, pour parvenir à s'opposer aux ravages de la phthisie.

La première chose à faire est de refuser, comme apprenti, tout individu issu de parents tuberculeux, qui offre quelques prédispositions tant à cette diathèse qu'à celle scrofuleuse, et encore celui à muscles grêles et flasques, dont la cavité thoracique est étroite et aplatie dans les régions sous-claviculaires, dont les omoplates sont saillantes et le tempérament aqueux, pour me servir de l'expression de Pouteau (1).

Il faut défendre aux tailleurs la débauche, les excès de boissons et les veilles; en un mot, tout ce qui tend à affaiblir la constitution. On doit leur recommander un régime sain et réparateur, un logement sec et aéré, certains exercices gymnastiques, capables d'activer la circulation sanguine dans la peau et les membres, et, en même temps, propres à dilater la cage thoracique, rendue trop souvent immobile pendant le travail. Les grands mouvements des bras, dit M. Lombard (*l. c.*), paraissent diminuer la fréquence de la phthisie dans les états sédentaires. Telle est aussi l'opinion de Henle (*Rationelle pathol.*, t. II), de Black, de Smith (*Lancet*, 1er mai 1855), de Stendel, de Ideler, de Davis. Pour prévenir la phthisie ou pour arrêter sa marche, disent ces auteurs, avec raison, il faut dilater le thorax et les poumons et faciliter l'inspiration. De bons vêtements de laine seront conseillés, principalement à ceux qui, chaque jour, plusieurs fois, sont exposés à un courant d'air très-frais, pendant leur passage sur le pont.

Quant aux moyens capables d'assainir les tailleries, nous n'avons pas à nous en occuper ici, puisque dans plusieurs articles de ce travail, nous les avons indiqués avec soin. Seulement, nous ne pouvons nous dispenser d'insister sur un point, capital à nos yeux. Il faut s'attacher à prévenir et à combattre, par les moyens que nous avons donnés, la gengivite particulière. En effet, l'atmosphère des ateliers, empoisonnée par des miasmes animaux, devient la cause principale qui favorise la prédisposition à la phthisie. Ce fait n'est-il pas confirmé par M. Lombard, dont le relevé démontre que l'influence nuisible des molécules animales sur la phthisie, est dans le rapport de 144 sur 1,000 !

Il faut encore, imitant en cela ce qui a été fait au Val-de-Grâce, partager les grandes tailleries en plusieurs petites, séparées les unes des autres par des couloirs bien percés, dans lesquels l'air pourrait largement circuler.

Rappelons ici cette conclusion d'un excellent travail, intitulé *Hygiène militaire*, publié par M. Tholozan, en 1859, dans les Nos 23, 24 et 27 de la *Gazette*
» *médicale de Paris* : « L'augmentation considérable des décès qui pèse sur
» l'armée, en temps de paix, et surtout occasionnée par des lésions pulmo-
» naires d'un caractère particulier. Ces lésions sont l'effet d'un vice spécial,
» d'une diathèse spécifique de l'économie qui se développe dans des condi-
» tions d'encombrement, d'agglomération, de vie en commun, particulières
» aux casernes. Jusqu'ici la science n'est pas arrivée à saisir les différences
» qui existent entre ces conditions et celles au milieu desquelles se déve-
» loppent les fièvres éruptives, variole, rougeole, scarlatine, la fièvre typhoïde,
» le typhus fever. Les moyens qui sont propres à empêcher ou à diminuer le
» développement de ces dernières maladies sont aussi merveilleusement
» appropriés à combattre la phthisie pulmonaire (*l. c.*, p. 411). »

Ce travail, fruit de consciencieuses observations, remplit-il le but que je me

(1) Voir le tome 2 de notre *Traité de pathologie interne du système respiratoire*, Paris.

suis proposé, c'est-à-dire l'amélioration des conditions sanitaires des tailleurs de Baccarat? Je l'ignore. Il est vrai, j'ai cherché le bien et la vérité, sans présomption, ce qui me fait espérer que le lecteur, qui n'a point oublié cette maxime de Ramazzini : « Le bien des artisans en quelque temps qu'il arrive » est un but vers lequel doit tendre tout médecin, » et qui connaît mon désir, applaudira, sinon à mon travail, au moins à mes efforts (1).

(1) Quelques renseignements m'ont manqué. Ainsi, je n'ai pu indiquer la composition exacte de la potée; ni la durée quotidienne du travail; ni le nombre de mètres cubes d'air, dont jouit chaque tailleur dans son atelier; ni la composition de l'air des tailleries; ni les variations ozonométriques, bien que j'aie envoyé, dans cette intention, à l'usine, l'ouvrage de M. Scoutetten. On ne m'a pas refusé, il est vrai, ces renseignements; mais on n'a pas pu me les donner. *Ne pas pouvoir* est plus poli que *ne pas vouloir*, dit Walter-Scott; *mais ces expressions sont synonymes quand il n'y a pas d'impossibilité* (*Rob-Roy*, ch. I).

Qui, de l'usine, des tailleurs et de moi, auteur de ce modeste et consciencieux travail, pâtira le plus de ce refus? Au lecteur philanthrope de répondre.

St-Nicolas (Meurthe), imp. P. Trenel

www.ingramcontent.com/pod-product-compliance
Ingram Content Group UK Ltd.
Pitfield, Milton Keynes, MK11 3LW, UK
UKHW021158230726
13926UKWH00001B/180

9 782014 081695